CONTRIBUTION A L'ÉTUDE

DE

L'ÉNUCLÉATION INTRAGLANDULAIRE

DES

TUMEURS SOLIDES

DU CORPS THYROÏDE

PAR

Le Docteur Edmond **HUMBERT**

GÉRARDIN, NICOLLE & Cⁱᵉ

NANCY	VERSAILLES (Porchefontaine)
19, Rue de l'Équitation, 19	PARIS, 43, Rue du Temple

1899

CONTRIBUTION A L'ÉTUDE

DE

L'ÉNUCLÉATION INTRAGLANDULAIRE

DES

TUMEURS SOLIDES

DU CORPS THYROÏDE

PAR

Le Docteur Edmond HUMBERT

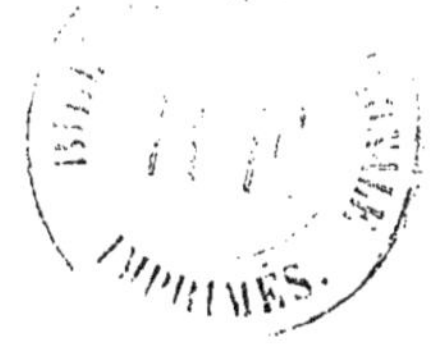

GÉRARDIN, NICOLLE & CIE

NANCY	VERSAILLES (PORCHEFONTAINE)
19, RUE DE L'ÉQUITATION, 19	PARIS, 43, RUE DU TEMPLE

1899

AVANT-PROPOS

Le 15 décembre 1898, Monsieur le Professeur *Gross* pratiquait l'énucléation intra-glandulaire chez un homme atteint d'un goître kystique ayant déterminé des accidents d'oppression et même de suffocation.

Frappé de la simplicité et de la bénignité de l'acte opératoire, comparativement à la gravité des complications survenues, et menaçant l'existence, nous eûmes l'idée de faire quelques recherches sur le mode d'intervention chirurgicale employé.

Notre travail ne saurait avoir la prétention de donner des renseignements nouveaux sur une méthode opératoire déja bien connue ; nous nous bornerons à rassembler les diverses opinions émises sur l'énucléation intra-glandulaire, sur différents points de l'opération, sur ses complications et ses résultats.

Le goître n'est pas seulement une difformité dont on cherche à se débarrasser dans un but purement esthétique ; c'est dans certains cas une affection dangereuse, pouvant compromettre les jours de celui qui en est porteur.

Ainsi, dans les deux observations que Monsieur le Professeur *Gross* a bien voulu nous permettre de publier, il s'agit de goîtres malins, *rétrosternaux*, donnant lieu de par leur siège, à de la dyspnée, et pouvant tôt ou tard provoquer des accidents mortels de suffocation, soit par compression de la trachée, soit par celle des nerfs récurrents.

Dans une série d'observations analogues déjà publiées, que nous avons recueillies à différentes sources, il s'agit de goîtres différents comme structure anatomo-pathologique, mais ayant presque tous ce caractère commun, qu'ils donnent lieu à plus ou moins de dyspnée, ce qui fait qu'ils peuvent devenir mortels.

En regard de cette gravité du goître, nous voulons montrer la simplicité et la bénignité opératoire de l'énucléation intra-glandulaire. Qu'autrefois, quand beaucoup d'opérations de goître étaient mortelles, on eut hésité à les pratiquer ; la chose se comprenait. Mais maintenant, avec une opération donnant des résultats aussi satisfaisants et une mortalité aussi faible, il nous a semblé que l'énucléation intra-glandulaire devait être pratiquée autant de fois qu'elle était possible. Malheureusement nous verrons dans le cours de cette étude, que tous les goîtres ne sont pas justiciables de ce mode opératoire.

L'*énucléation intra-glandulaire* s'appelle aussi *opération de Socin*, du nom du chirurgien de Bâle, qui l'a le plus étudiée, et a eu le grand mérite de la généraliser aux tumeurs solides.

Nous avions fait appel à son obligeance bien connue, cela sur le conseil de nos maîtres, pour nous procurer quelques documents inédits sur son opération ; mais deux jours auparavant, le 22 janvier 1899, Monsieur *Socin* avait été enlevé à la science à l'âge de 62 ans.

Nous avons adopté pour notre travail, la division suivante : nous commencerons par nos observations, celles de notre maître et quelques autres puisées à diverses sources, et parmi lesquelles nous avons dû faire un choix, car l'énucléation intra-glandulaire est maintenant si généralisée que nous aurions pu en rassembler un nombre aussi considérable que nous aurions voulu.

Nous n'avons donc publié que celles qui nous semblaient le plus à l'appui des diverses opinions que nous avions réunies dans le cours de notre étude.

Nous rappelons brièvement l'*historique* de l'opération et ses *indications* qui, d'après *Socin*, sont surtout limitées par la bonne volonté du chirurgien, nous abordons la *description de l'opération*, après avoir examiné préalablement deux questions importantes qui sont encore en litige : celle de l'anesthésie et celles des ligatures préalables. Nous arrivons ensuite à l'étude des *compli-*

cations et des *résultats* comparés de l'opération ;
pour ce chapitre nous nous sommes surtout ins-
pirés des renseignements que le Professeur
Jacques L. Reverdin de Genève, a eu la grande
bonté de nous envoyer, et à qui nous adressons
nos plus vifs remerciements.

Avant d'aborder le sujet de notre travail, nous
tenons à remercier tous nos maîtres de la Faculté
de Médecine, de l'enseignement que nous avons
reçu pendant le cours de nos cinq années d'étude.
A Monsieur le Professeur Gross qui nous a inspiré
cette thèse qu'il nous fait aujourd'hui l'honneur
de présider, nous voulons exprimer toute notre
respectueuse reconnaissance.

Nous adressons également nos plus sincères remerciements à notre compatriote et ami, M. le
docteur Michel, chef de clinique chirurgicale, qui
n'a pas cessé pendant le cours de ce travail, de
nous guider et de nous donner les plus précieux
encouragements.

OBSERVATIONS

OBSERVATION I. (Inédite)

par M. MELNOTTE, interne du service

(Recueillie à la clinique chirurgicale de M. le professeur GROSS)

A..., vingt-cinq ans, cultivateur. Ses antécédents héréditaires ne présentent rien de particulier : il ne signale aucun antécédent morbide personnel. C'est il y a trois ans qu'il s'est aperçu de la présence, à la région cervicale inférieure, d'une tumeur de la dimension d'une noisette située du côté droit ; cette tumeur a grossi depuis en se rapprochant de la ligne médiane. L'augmentation n'a donc pas été rapide puisque le mal a mis trois ans pour s'accroître du volume d'une noisette à celui d'une noix. Le malade n'en ressentait d'abord aucune douleur et fort peu de gêne ; bientôt la marche déterminait de l'essouffle-ment ; peu à peu, la gêne de la respiration a augmenté, et actuellement tout travail est impossible. Au moindre effort, à la moindre fatigue, l'oppression devient assez intense, pour forcer à interrompre le travail. Il n'y a jamais eu de dysphagie.

Etat actuel. A l'inspection, on voit à l'union du thorax et du cou, à droite, une tumeur du volume d'une grosse noix, empiétant légèrement sur la ligne médiane ; les téguments sont de coloration normale. La consistance est rénitente, sans fluctuation. La tumeur est située au-dessus de l'extrémité interne de la clavicule et plonge dans l'espace retro-sternal ; elle ne s'étend pas sous le muscle sterno-mastoïdien. Si on met la tête du malade dans l'extension et qu'on lui fasse exécuter des mouvements de déglutition, on constate que la tumeur suit les mouvements d'ascension et de descente du larynx. A l'état de repos, on ne remarque aucun symptôme de compression de la trachée, seulement un peu de difficulté de la déglutition avec sensation de compression au niveau de la partie inférieure du cou. Dès que le malade parle un peu, ou fait quelque effort, la gêne de la respiration commence. La voix est légèrement modifiée, enrouée, voilée et rappelle la *voix dite goîtreuse*. Il y a de la toux. Rien à l'examen des organes thoraciques. L'examen laryngoscopique n'a pas été pratiquée.

Etat général bon.

Opération. — L'opération a eu lieu le 15 décembre 1898. Les précautions antiseptiques habituelles sont prises, l'anesthésie est faite au chloroforme. Un coussin, placé sous les épaules du malade, met le cou en extension. Cela fait, on pratique une incision oblique de haut en bas, et parallèle au muscle sterno-masteïdien, dont le milieu correspond au sommet de la tumeur. Après avoir traversé les différentes phases de la région et relevé le muscle sterno-mastoïdien, on aperçoit la capsule du corps thyroïde. On saisit celle-ci avec une pince à forcipressure, et exerçant une traction légère, on fait saillir la tumeur que l'on luxe pour ainsi dire de derrière la clavicule. Passant un doigt au-dessous d'elle, on lui ferme le retour dans sa cage retro-sternale. On incise alors la capsule thyroïdienne, puis une coque de tissu thyroïdien étalé en avant de la tumeur ; cette coque est sillonnée par de nombreuses veines qui donnent beaucoup de sang et augmentent les difficultés de l'hémostase. On arrive à décoller, à l'aide du manche du bistouri, la tumeur du tissu voisin, sans trop de peine, cette phase de l'opération s'accompagne d'un peu de dyspnée, peu inquiétante. La tumeur est peu à peu énucléée, sans difficulté ; le tissu thyroïdien qui l'entourait se rétracte : on place les fils à ligature. On passe avec l'aiguille de Reverdin des fils profonds rapprochant les feuillets de la coque pour assurer l'hémostase. La peau est suturée au crin de Florence ; puis on applique un pansement aseptique légèrement compressif. Les suites de l'opération sont absolument bénignes.

Le pansement est levé au huitième jour pour enlever les points de suture. La réunion s'est faite par une première intention.

Le malade est sorti guéri huit jours après l'opération.

Examen de la tumeur. — C'est une petite tumeur ovoïde, dont la capsule est de coloration blanc nacrée, longue de 4 cm. 5, large de 3 cm., épaisse de 2 cm. 5, pesant 25 grammes. Elle est formée par une agglomération d'une série de vésicules, dont la plus grosse n'atteint pas le volume d'une amande, remplies d'un liquide muqueux. On remarque dans les parties solides quelques foyers anciens d'hémorrhagies.

La tumeur présente les caractères microscopiques habituels du goître colloïde : des vésicules remplies d'un liquide incolore ou un peu jaunâtre, une enveloppe lâche près de la face externe, condensée près de la face interne, de nombreux vaisseau sillonnant ses parois.

OBSERVATION II (Inédite)

par M. DEMANGE, interne de service

(recueillie à la clinique de M. le Professeur GROSS).

Le nommé M..., 26 ans, cultivateur, entre à l'hôpital, le 29 novembre 1896, pour des accidents d'oppression dûs à une tumeur du cou.

Le malade compte dans sa famille un grand-oncle et une tante, qui tous deux ont été atteints de goître. Cette affection serait du reste assez fréquente dans la contrée qu'il habite.

Le malade n'a jamais eu, comme maladie, qu'une rougeole, à l'âge de 13 ans, outre l'affection pour laquelle il est entré à l'hôpital, et dont il est porteur depuis l'âge de 9 ans. A cet âge, il voit apparaître à la base du cou, sur le côté droit, une petite grosseur qui, par son évolution progressive, a atteint le volume d'une pomme, vers l'âge de 16 ans. C'est alors que le malade a été consulter un médecin qui lui a fait prendre de l'iodure de potassium ; ce traitement, au bout de 2 à 3 mois, a déterminé une rétrocession notable de la tumeur, qui, après cette diminution, s'est ensuite immobilisée avec un volume invariable jusqu'à l'heure actuelle. Depuis le traitement à l'iodure, le malade a inutilement essayé la teinture d'iode prise à l'intérieur, la liqueur de Fowler, le sirop de raifort iodé.

La tumeur n'a jamais occasionné de troubles que du côté de la trachée et, jusque dans ces derniers temps, la dyspnée n'apparaissait qu'à la suite d'un effort, d'un exercice violent, ou d'une marche pénible. Absence de troubles de la déglutition et de phénomènes céphaliques.

État actuel. — A l'examen actuel, le malade présente une petite tumeur qui siège à la région carotidienne droite au niveau du tiers inférieur du sterno-mastoïdien. Cette tumeur est entièrement latérale, et n'atteint pas la ligne médiane. La palpation montre qu'elle est située au-dessous du muscle sterno-mastoïdien et qu'elle plonge derrière le sternum. Elle ne permet pas de battements.

La tumeur se mobilise avec la trachée, dans les mouvements de déglutition. Elle est bien circonscrite, on peut, pour ainsi dire, la prendre entre les doigts et la soulever.

Elle a actuellement le volume d'une grosse noix. Sa surface est lisse. La consistance est dure-pierreuse.

La trachée est légèrement déviée vers la gauche.

Quand le malade se livre à un effort quelconque, il est aussitôt pris d'oppression, tout travail lui est impossible.

Il n'y a pas d'altération de la voix, ni de troubles de la déglutition.

Opération. — Chloroformisation. Antisepsie de la région opératoire. Incision de 0 m. 08, sur le bord intérieur du sterno-mastoïdien. Ligatures des petites branches de la veine jugulaire antérieure. Incision du sterno-thyroïdien.

On découvre le corps thyroïdien et la tumeur qu'il contient qui est superficielle. On l'énuclée aisément avec le manche du bistouri, vu sa consistance dure-pierreuse, et la facilité avec laquelle on la soulève de la profondeur de la région. De nombreux rameaux veineux sont saisis avec des pinces hémostatiques durant l'énucléation qui doit être faite avec grande prudence vers la partie inférieure de la tumeur. Application des ligatures. Suture des téguments au crin de Florence. Pansement aseptique compressif.

Examen de la tumeur. — La tumeur a le volume d'un œuf ; elle est extrémement dure. Ses diamètres sont 0^m05, 0^m04 et 0^m035. A la coupe, elle est formée de deux parties : l'une, postérieure, est moins résistante et semble formée de tissu conjonctif ; l'autre, antérieure, est complétement

crétifiée. On est obligé de prendre la scie pour la diviser.
Sur la trachée on voit distinctement des trabécules ossi-
formes. Au centre de cette partie dure, on voit une petite
cavité de la forme d'un haricot, tapissée d'une membrane
rougeâtre et renfermant une petite quantité de liquide.

Les diamètres de la partie solide sont 0 m. 04 verticale-
ment, 0 m. 032 en travers et 0 m. 02 d'avant en arrière.

Au microscope, on reconnaît que la tumeur est formée
d'éléments divers, de tissu osseux, de tissu fibreux et
musculaire lisse, avec lacunes remplies de sang.

Le tissu osseux forme par place, des travées épaisses,
limitant des alvéoles remplies d'une sorte de moelle
fibreuse. Sur d'autres points, on trouve des fibres muscu-
laires lisses au sein d'un stroma fibreux. Enfin, par
place, on trouve des cavités bordées d'un épithélium
plat et remplies de sang.

Suites de l'opération. — Absolument simples et
bénignes. Le 8ᵉ jour, on enlève le pansement et les fils de
suture des téguments. Quelques jours après, le malade
quitte le service.

Nous avons appris qu'il a pu reprendre son travail et
n'a plus ressenti aucune gêne respiratoire depuis.

OBSERVATION III (Schwartz)

G... Marie, 30 ans, domestique, entre à l'hôpital Beau-
jon le 6 février 1887. Aucun antécédent héréditaire notable ; pas de goîtreux dans la famille. Début de la tumeur
du cou il y a quinze ans ; marche lente mais progressive ;
dans ces derniers temps, elle est devenue très saillante
à la partie antérieure du cou. Depuis cinq ou six mois,
l'augmentation a été plus considérable ; légère dyspnée,
aucun trouble de la voix. On trouve actuellement, au
niveau de la partie latérale droite de la région sous-

hyoïdienne, une tumeur régulière, arrondie, avec prolongement vers la droite, de la grosseur d'une orange, résistante, indolore à pression ; elle suit pendant la déglutition les mouvements du larynx. Elle ne bat pas : aucun signe de compression, ni de la trachée, ni des nerfs. On diagnostique un goître colloïde.

Enucléation le 26 avril. Incision rectiligne sur la partie saillante du goître permet d'arriver jusqu'à lui et de l'énucléer après avoir vidé la poche par aspiration. Quelques ligatures au catgut : peu de sang. L'examen de la pièce montre que la paroi était mince et vaste, épaisse et même calcifiée en arrière ; la tumeur s'est énucléée du tissu thyroïdien en avant seulement.

La réunion a eu lieu sous le pansement antiseptique iodoformé et ouaté ; cependant, au bout de huit jours, il y eût, au milieu de l'incision réunie et après l'ablation des fils, un petit point de suppuration qui se tarit rapidement,

La malade quittait l'hôpital à la fin de mai.

OBSERVATION IV (Schwartz)

La femme B.., L., couturière, âgée de vingt-sept ans, sans antécédents notables, a vu la tumeur actuelle se développer il y a quatre ans ; elle l'attribue à un coup qu'elle aurait reçu sur cette région. Pendant deux ans, elle a grossi lentement et continuellement ; elle avait alors le volume d'un petit œuf ; depuis, augmentation plus rapide et cela surtout depuis un mois ; elle semble avoir eu une poussée il y a un an, une autre il y a un mois, époque à laquelle l'accroissement s'est fait beaucoup plus vite. Actuellement, on trouve sur la partie antéro-latérale de la région sous-hyoïdienne droite, une tumeur hémisphérique, sans changement de coloration des téguments, molle, résistante au toucher et à la palpation, suivant les mouvements du tube laryngo-trachéal pendant la déglutition, peu gênante si ce n'est par la difformité qu'elle occasionne. Aux époques menstruelles, il y a plus de tension au dire de la malade ; il n'y a jamais eu de dyspnée ou de dysphagie, cependant elle est essoufflée quand elle porte un fardeau ou monte un escalier.

Avant d'entrer à l'hôpital, elle a été traitée par la teinture d'iode intérieurement et par les injections interstitielles sous le goître même, mais sans résultats, si ce n'est des accidents légers d'iodisme. Elle réclame une opération radicale.

Celle-ci est pratiquée le 28 avril 1887. Par un incision antérieure on arrive sur la tumeur qui est sortie par sa face intérieure de sa capsule glanduaire ; elle est énucléée mais assez difficilement ; des adhérences intimes et très saignantes l'unissent au parenchyme de la glande, de telle sorte que, le goître enlevé, il reste dans le corps thyroïde une fosse dont les parois saignent très abondamment et de partout Il est impossible de faire une ligature ou un pincement, à cause de la friabilité des tissus et on se décide à bourrer la cavité avec de la gaze iodoformée, qui sort par la partie inférieure de l'incision en guise de drain ; malgré tout, il y a eu une hémorragie consécutive assez abondante, qui s'est arrêtée ; la gaze a été retirée, vingt-quatre heures après, et remplacée par un gros drain.

La réunion s'est faite superficiellement ; mais le trajet du drain suppure et la malade quitte l'hôpital complètement guérie, le 4 juin.

M. Schwartz ajoute : « Cette observation est intéressante en ce qu'elle nous montre encore un échec des injections iodées, sans que nous puissions, bien entendu, nous prononcer sur la manière dont elles ont été pratiquées.

De plus, il nous paraît plausible d'admettre que ces adhérences solides et saignantes sont dues à une inflammation développée autour et dans la poche, sous l'influence des manœuvres qui ont été faites : elles ont certainement rendu l'opération plus difficile et compromis la réunion immédiate totale. »

OBSEVATION V. (Labbé)

B... trente-six ans, appareilleur, bien portant, très fort, sans aucun antécédeut morbide notable. Il a néanmoins habité pendant quatre ans dans une localité où les goîtres sont assez fréquents ; sa sœur a eu le cou gros. Le sien a débuté il y a quatre ans, du côté gauche, et n'a jamais occasionné aucun trouble, si ce n'est un changement dans la hauteur de la voix, qui est devenue plus basse. Il a infructueusement employé le traitement iodé intus et extra en badigeonnages, il est vrai.

Actuellement on trouve une tumeur grosse comme le poing, régulièrement arrondie, occupant toute la région latérale du cou à gauche ; dure quoique élastique profondément, suivant d'une façon évidente les mouvements du larynx sans aucune altération du côté des téguments, mobile latéralement. On pose le diagnostic de goître colloïde.

Enucléation le 24 mai. Incision en U. Dissection du lambeau jusque sur la tumeur. Décortication facile ; nulle part de pédicule. Réunion par première intention. Guérison complète et sortie du malade le 13 juin, quoiqu'il y ait eu les premiers jours quelques ennuis tenant à des phénomènes congestifs du côté de la tête et un peu de phlegmon du lambeau qui a cédé rapidement à des applications de cataplasmes de fécule enduits de vaseline boriquée.

Le goître était très gros, à parois épaisses comme celles d'une hématocèle; en certains endroits, il y avait cinq à huit millimètres d'épaisseur.

OBSERVATION VI (Roux)

H. R... élève de ferme disciplinaire, 18 ans, tumeur symétrique, depuis 1886. Dyspnée et dysphagie. Médication iodée inefficace.

Opération le 4 novembre 1890. Cocaïne. Enucléation intra-glandulair peu sanglante. A l'exéat 19 novembre, respiration, déglutition libres.

OBSERVATION VII (Roux)

L. H. B... journalière, 44 ans, tumeur remonte à 9 ans, trilobée, très grosse, fluctuante. Déjà la carotide droite en arrière, la trachée à gauche et en arrière. Dyspnée, cornage. Diagnostic : goître colloïde.

Enucléation intra-glandulaire le 21 octobre 1890, Cocaïne. Suppuration légère le 8e jour. Drainage, au départ, petite fistule avec très faible sécrétion. Etat général bon; dyspnée disparue.

OBSERVATION VIII (Roux)

A. M... cuisinière, 17 ans, début avec les premières règles, tumeur colloïde, ronde, molle, élastique, du volume d'une mandarine. Dyspnée.

Enucléation intra-glandulaire le 21 janvier 1890. Cocaïne. Le kyste crève pendant qu'on le dégage. Guérison par première intention. Résultat excellent. Voix, respiration intactes.

OBSERVAVION IX (Roux)

L. B... tailleur 40 ans, intelligence bornée. Début vers
20 ans. Père goîtreux. Tumeur (molle, élastique, lisse à
droite, résistante et grenue à gauche. Oppression.

Enucléation intra-glandulaire le 7 septembre 1889. Cocaïne. Forte hémorrhagie à gauche.

Guérison par première intention. Respiration et voix
normales.

OBSERVATION X (Roux)

J. M... couturière, 19 ans, début il y a 3 ans.

Augmentation de volume surtout sensible en 1890.

Gêne respiratoire surtout durant le travail.

Jeune fille anémique, porte au cou, à droite, une tumeur
à surface finement grenue, plongeant derrière le sternum
refoulant la carotide en dehors, le larynx à gauche.

Diagnostic : Kyste colloïde.

Opération le 16 février 1891 : Cocaïne. Enucléation pendant laquelle on fait crever la tumeur d'où s'échappent
des masses colloïdes molles. Guérison par première in-
tion. A l'exéat, encore un peu de pâleur, respiration
libre.

OBSERVATION XI (Roux)

J. S... 12 ans. Gêne respiratoire. Tumeur médiane,
arrondie, lisse fluctuante. Kyste colloïde.

Opération le 17 novembre. Cocaïne. Enucléation intra-
glandulaire. Guérison par première intention. A l'exéat
respiration normale.

OBSERVATION XII (Roux)

V. F. A... 12 ans. Début il y trois ans ; croissance lente, continue, indolore. Gêne respiratoire. Frère Goîtreux. Goître colloïde gros comme un œuf de pigeon, très mobile ferme, élastique.

Opération le 20 novembre 1890. Ether. Enucléation intra-glandulaire. Guérison par première intention.

OBSERVATION XIII (Reverdin)

Goître lobulé

S... J., 29 ans, ouvrier en boîtes à musique.

Ce malade a été opéré une fois par M. J.-L. Reverdin en juillet 1878 ; on lui a fait une extirpation partielle de son goître. Depuis lors, il est entré, son goître ayant récidivé, dans le service de M. le professeur Julliard, lequel a commencé une nouvelle opération, mais ne l'a pas achevée ; il lui a fait depuis des injections interstielles de teinture d'iode. Ces injections ont amené une diminution passagère de la tumeur, mais peu à peu celle-ci a repris un volume assez considérable ; elle ne le gêne que pendant son travail, pendant lequel sa respiration n'est pas libre.

Etat actuel. — Malade un peu pâle ; état général bon. La tumeur assez volumineuse est composée de plusieurs masses arrondies, paraissant adhérer à la trachée, dont elles suivent toutes le mouvement pendant la déglutition ; la plus volumineuse est médiane et située immédiatement au-dessus du sternum ; elle proémine fortement et a le volume d'un poing (elle paraît due au développement d'un petit lobule prétrachéal, qu'on avait laissé en place lors de la première opération et qui était alors très petit). Deux ou trois autres bosselures, plus petites, se rencontrent à droite de la trachée et du larynx ; une ou deux plus petites encore à gauche. Peau intacte. Le malade demande à être opéré de nouveau.

Opération le 24 août 1880. Chloroforme.

A peine l'incision médiane est-elle pratiquée, que le malade, anesthésié, cesse de respirer, le pouls devient filiforme, rare, sans que la couleur des téguments ait changé ; la respiration artificielle ramène bientôt le malade à la vie et l'on continue l'opération sans chloroforme, il la supporte très bien. A l'incision verticale, on ajoute une branche oblique en haut et en dehors à droite, qui part de sa terminaison supérieure. On incise la capsule et énuclée avec les doigts, et assez facilement, les différents lobules, tous enfermés dans une coque épaisse d'un tissu dense ; on fait une cinquantaine de ligatures, principalement sur les veines, les artères ne se montrent qu'en nombre relativement moindre. En raison du procédé employé, consistant à fendre la capsule et à énucléer les lobules, la carotide n'est point aperçue, d'autre part on peut sentir profondément la trachée.

Suture au catgut, trois drains. Pansement Lister. L'opération a duré deux heures. Champagne.

Août 25. — Etat général bon. Dysphagie, soif. Temp. rectale 39°3. Soir 39°7.

Août 26. — Pouls 112. Respirations 24. Etat général bon. Pansement. Plaie de très bon aspect. On ôte un drain.

Août 27. — Toujours un peu de fièvre. Pansement. Le malade se lève.

Août 28. — Enlevé les sutures, réunion par première intention. Le malade se lève et fume des cigarettes.

Août 29. — Céphalalgie violente. T. R. 39°4, pas de douleurs dans la plaie.

Septembre 3. — Pansement. On enlève un drain ; p. 92. T. A. 38°, réunion presque complète.

Septembre 8. — Il revient se faire panser, le malade ayant quitté l'hôpital le 5, avec un pansement léger. Il sort un peu de pus épais par les points de suture.

Septembre 11. — Sécrétion beaucoup diminuée ; on ouvre une collection formée sous les bords de la plaie réunie, vers la partie moyenne et à la droite.

Septembre 15. — Cicatrisation complète.

Remarque. — Ce malade a été revu par M. le professeur J.-L. Reverdin à la fin de l'année dernière. Nous pouvons donc le considérer parmi les opérés revus.

S..., ne présentait, du moins jusqu'à fin 1893, rien de particulier, aucune manifestation de myxœdème, aucune récidive, et sa santé générale était bonne.

OBSERVATION XIV (Reverdin)

Adénôme kystique.

C... L., 33 ans, négociant, Genève.

Pas de goître dans sa famille.

Etat antérieur bon. En 1878, habitant à Paris, il découvre dans la partie latérale droite du cou, à mi-hauteur, une grosseur du volume d'une noisette, non douloureuse. Elle a grossi graduellement, sans secousses, mais pourtant il s'en apercevait par moments plus particulièrement. Il éprouvait alors une sensation désagréable de tension dans le cou. Rien autre de spécial. Depuis quelque temps, la tumeur a beaucoup augmenté et gagne en hauteur. Au côté droit du cou, tumeur ovalaire du volume d'un œuf d'oie, s'étendant du cartilage thyroïde à la clavicule. Sur la fourchette sternale une seconde, du volume d'une grosse noix, intimement liée à la première.

Au palper, la première paraît fluctuante, et la fluctuation semble se transmettre à la plus petite, sans qu'on puisse l'affirmer d'une façon catégorique. Pas de battements. Carotide facile à sentir derrière le bord de la tumeur et en bas, plus difficilement en haut. Larynx peu dévié, trachée notablement déviée à gauche. La tumeur suit les mouvements du larynx.

Traitement médical (pilules d'iodoforme et tannin) pendant trois semaines sans efficacité.

Opération le 20 avril 1887. Ethérisation.

Incision oblique en bas et en dedans selon le point culminant de la tumeur, muscles normaux ; on passe entre le sterno-hyoïdien et scapulo-hyoïdien. Enucléation complète; fortes adhérences, peu d'hémorrhagie. Une seule masse constituait les deux tumeurs constatées cliniquement. Dans la journée, vomissements fréquents. Voix normale. Apyrexie.

Avril 21. — Nuit un peu agitée. Facies bon. Voix normale. Pas de gêne de déglutition. Soir T. A. 38°1.

Avril 22. — Pansement. On enlève les drains Etat local et général excellent. Le malade se lève.

Avril 23. — Pansement pour ôter la suture profonde. Etat excellent.

Avril 24. — On enlève toutes les sutures, bandelettes collodionnées. Ligne d'incision complète, le trou du drain presque formé. Le malade reste debout toute la journée, sort au jardin.

Avril 26. — Quitte la clinique.

Avril 27. — On enlève les bandelettes au collodion, le trou du drain donne encore une petite quantité de sérosité. Le malade part pour Vevey en villégiature.

Mai 4. — Revu. Cicatrice linéaire, état local et général excellent.

Mai 8. — Etat bon; petite croûte au niveau du drain. Guérison complète. La forme du cou est normale. La cicatrice linéaire à peine visible.

Examen du mois de juin 1894

1.º Santé générale bonne, meilleure qu'auparavant plus vigoureux, moins fatigué.

2º Quinze jours après l'opération, a repris ses forces et ses occupations.

4º Respiration bonne.

5º Voix claire, normale.

6º Cicatrice peu visible sauf en bas, linéaire, en bas un peu large, blanche, souple, non douloureuse.

7º Cou de forme tout à fait normale.

OBSERVATION XV (Reverdin)

Adénôme solide avec foyer de ramolissement central droite. Petit adénôme à gauche

Mme S... A., sans profession, 37 ans.

Sœur avec un goître volumineux, mais qui ne la gêne pas.

Son frère a, dit-elle, les nerfs gonflés au cou.

Elle s'aperçoit, pendant sa troisième grossesse, qu'elle éprouve une sensation de chatouillement au cou, de gêne, mais, à ce qu'elle affirme, elle n'avait pas alors de grosseur ; c'est quatre ans après, en 1878, qu'elle constata que son cou grossissait. Depuis cette époque, l'augmentation a continué, mais elle a été plus rapide l'année 1887. Les époques, régulières, ne paraissent pas avoir d'influence sur le goître. Elle éprouve actuellement une certaine gêne pour avaler, elle a la sensation de quelque chose qui ne descend pas bien. Légère oppression en montant les escaliers et en marchant vite. Peut dormir bien dans toutes les positions. Elle est d'un caractère nerveux ; elle paraît alcoolique. Rien autre de particulier.

On constate du côté droit du cou une tumeur du volume d'un gros œuf, ovalaire, régulière et recouvrant un peu la trachée, qui ne paraît pas déviée. Au palper, consistance égale, non fluctuante, mobile.

A gauche et en bas, vers le sternum, petite tumeur arrondie, du volume d'une petite noix, mobile et lisse. L'accroissement étant continu, malgré un traitement médical, et la gêne de plus en plus grande, l'opération est décidée.

Opération le 1er juin 1887. Ethérisation.

Incision de 10 à 12 centimètres oblique, sur le côté droit du cou, en dedans du sterno-mastoïdien. Incision du sterno-thyroïdien. Capsule incisée à la partie la plus mince, énucléation facile, légère hémorrhagie, compression avec une éponge. Une vingtaine de ligatures. Hémostase parfaite. On passe au petit lobe gauche placé près de la ligne médiane. On écarte la lèvre gauche de la plaie, on le fait sortir, la capsule est incisée, et l'énucléation se fait facilement ; une seule ligature. Rien de particulier. Réveil bon. Voix normale. Légère manifestation alcoolique. Soir, état bon. Apyrexie.

Juin 2. — T. A. 37o8. Etat bon. Voix intacte. Déglutition facile, un peu de toux. Soir, T. A. 38o9.

Juin 3. — Pansement, état local très bon. Etat général bon. Encore un peu de toux. La malade a craché un peu de sang qui paraît venir du nez ou de la gorge. T. A. du matin 38o2. T. A. du soir 38o5.

Juin 4. — Etat très bon. La malade se lève. Apyrexie.

Juin 5. — Pansement, état parfait. Suppression des drains et des sutures profondes, T. normale.

Juin 6. — On enlève une partie des sutures superficielles. T. normale.

Juin 7. — La malade quitte la clinique en parfait état.

Juin 9 et *11.* — La malade vient se faire panser. Le trou du drain granule, mais lentement.

Juin 13. — La malade a fait une imprudence en passant la soirée à la brasserie. Le cou est gonflé et dur à droite, léger œdème de la face de ce côté. Compresses boriquées.

Juin 14. — Il s'est fait une petite ouverture à la partie moyenne de la cicatrice ; il s'écoule par là un liquide rosé mélangé de pus et de sang ; peu abondant, du reste.

Juin 15. — On place un petit drain dans l'orifice, injection de sublimé, compresses boriquées.

Juin 16 et *17.* — Le gonflement a disparu, il reste un peu de dureté, on raccourcit chaque jour le petit drain. Le bourgeon de l'ancien drain, cautérisé au nitrate d'argent, se cicatrise. En somme, il paraît y avoir eu une légère infection de la poche principale ; il faut dire qu'au niveau du point où l'abcès s'est ouvert, la réunion n'était pas absolument complète Le pus toujours très peu abondant et mélangé de sang, n'a jamais eu la moindre odeur. Le drain est enlevé le 18.

Juin 19. — La cicatrisation est presque complète ; elle est achevée le 21. Il ne reste qu'un peu d'induration au niveau du sterno-mastoidien droit, vers sa partie moyenne, correspondant à la loge principale.

Juin 27. — La malade vient montrer son cou, qui, à droite, est très dur et lui fait mal ; elle l'attribue à ce qu'un médecin l'a examinée sans ménagement. Cataplasmes.

Juillet 11. — Le cou est maintenant souple. Le tout est en bon état.

OBSERVATION XVI (Reverdin)

Adénôme hystique

P... J., 44 ans, cultivateur, Genève (Cologny).
Frère avec goître.

Lui-même, exempté du service à cause de son goître, qu'il a depuis tout petit. La tumeur a progressivement augmenté. Il lui a semblé qu'il était plus gros en été et au printemps, et à ces époques il le gêne pour respirer, pour travailler, pour se baisser. En été, il ne peut supporter de boutonner sa chemise. Assez souvent des maux de tête avec sensation de serrement au cou. Rien autre de spécial. Il est atteint d'une légère surdité.

Tumeur latérale droite, ovoïde, occupant la partie supérieure du cou, n'empiétant nullement sur le larynx. Elle s'étend de l'angle du maxillaire au niveau du bord inférieur du cricoïde. La peau qui la recouvre présente quelques veines dilatées. Paraît mobile et suit distinctement mais faiblement les mouvements du larynx. Au palper molle, fluctuante, un peu dure à sa partie inférieure. La carotide refoulée en arrière n'est pas facilement sentie. Le grand axe de la tumeur oblique, en bas et en dedans mesure 12 centimètres. La demi-circonférence, à la partie la plus saillante, mesure sur la peau 13 centimètres.

Opération le 26 février 1888. Ethérisation.

Incision oblique selon l'axe de la tumeur, capsule très mince. Hémorrhagie abondante. On tamponne avec de la gaze hydrophile phéniquée, puis on pince le fond du sac et on le retourne sur lui-même. Ligatures au catgut. Pansement au naphtol β.

Soir. — Etat bon. Voix normale. Un peu de douleur en avalant. T. A. 38º4.

Février 27. — Etat bon, pansement intact. T. A. M. 37º4. Soir, T. A. 38º3. Gêne pour cracher. Trachéïte assez violente.

Février 28. — La trachéïte persiste (potion au kermès). T. A. 39º. Pouls à 88. Malaise assez marqué. Pansement. Plaie sèche, ni gonflement, ni rougeur. On enlève les sutures de Girard. Les drains contiennent une matière gris jaunâtre avec une légère odeur sulfureuse. On en remet un seul après nettoyage au phénique. Soir. La trachéïte continue. T. A. 39º7.

Février 29. — T. A. 39º. Céphalalgie ; peu de douleurs au cou, plutôt dans le haut de la poitrine. Soir, pouls fort 84. T. A. 38º8.

Mars 1ᵉʳ. — Etat meilleur. Plaie nette. Pansement. On enlève toutes les sutures, le drain ; peu de pus, sécrétion insignifiante. La région est assez gonflée. La capsule paraît s'être tuméfiée. Gaze au naphtol, collodionnée. Soir, le malade est tout à fait bien, mange avec bon appétit. Il est debout, son malaise a, dit-il, passé tout d'un coup. Presque plus de trachéïte. Apyrexie.

Mars 2 et 3. — Rien de particulier. Le malade se promène presque toute la journée.

Mars 4. — Pansement, un peu de suppuration sans odeur, par le trou où était le drain. On y fait une injection phéniquée et on y place un petit drain. Tuméfaction toujours assez forte de la capsule, quoique moindre et non douloureuse.

Mars 5. — Pansement, peu de suppuration. Le malade sort dans l'après-midi et ne revient pas.

On apprend le 8 qu'il est chez lui à Cologny. L'infirmier est envoyé et le trouve bien, lui fait le pansement et raccourcit le drain,

Mars 15. — Vient à la clinique. Suppuration assez abondante.

Mars 17. — Il revient. Le drain est sorti. La plaie est guérie.

Examen du mois de juin 1894

1º Santé générale meilleure qu'avant l'opération.

2º Un mois après a repris complètement ses forces et son travail.

3º *c*) Il serait plus frileux qu'avant l'opération.

4º Respiration meilleure qu'avant.

5º Voix bonne, beaucoup plus claire.

6ᵉ Cicatrice linéaire à peine visible, souple, très léger enfoncement au tiers supérieur, blanche, non douloureuse.

7º La forme du cou n'est pas bien ronde, le cou est un peu décharné, d'ailleurs il a toujours été ainsi et présente également une légère saillie vers la base.

9º *b*) La partie laissée et qui fait saillie vers la base n'a absolument pas augmenté de volume.

OBSERVATION XVII (REVERDIN)

Adénôme en partie kystique

E... B, 30 ans, Besançon.

Pas de goître qu'elle sache dans sa famille.

A l'âge de dix ans, début du goître à droite ; depuis, augmentation graduelle, malgré différents traitements internes et externes.

Dans ces derniers temps, augmentation plus considérable. Sensation de constriction plus forte au moment des époques ; pendant ce temps, le cou grossit davantage. En montant, sensation de constriction au cou, douleurs du côté droit de la face. Gêne pour son travail. Rien autre de spécial. Elle réclame l'opération. La malade est d'une bonne santé générale, un peu faible. Tumeur du lobe droit, volume d'un œuf de dinde, s'étendant de la hauteur de l'os hyoïde au sternum. Régulière, lisse, élastique, légèrement fluctuante. Larynx et trachée fortement refoulés à gauche. Carotide libre, refoulée en arrière. Lobe gauche plus volumineux que normalement.

Opération 14 mai 1889. Ethérisation.

Incision oblique le long du sterno-mastoïdien de haut en bas de la tumeur, muscles bien conservés. Les muscles sont respectés. Capsule mince, énucléation avec le doigt, adhérences fortes en arrière. Un kyste, à contenu séreux, crève pendant l'opération. Hémorrhagie insignifiante ; une dizaine de ligatures.

Soir. — Etat général bon. Voix normale. Déglutition pénible.

Mai 15. — Déglutition toujours difficile. Rien autre de particulier, température normale.

Mai 16. — La voix est un peu enrouée, la malade a eu des visites et a passablement causé.

Mai 17. — Pansement, plaie en bon état, aucune suppuration ; en enlève les drains. Voix toujours enrouée.

Mai 18. — Rien de particulier.

Mai 19. — Voix claire. On ôte les sutures ; bandelettes collodionnées. La malade quitte la clinique,

Mai 21. — Vient se faire panser. Une petite tache séro-sanguinolente au niveau des drains. Réunion absolue, sauf les trous des drai s. Voix parfaitement claire.

Mai 23. — Etat excellent, bon teint, meilleur qu'avant l'opération.

Mai 29. — Cicatrisation complète.

OBSERVATION XVIII (REVERDIN)

Adénôme kystique

S... M., 21 ans, de Bourg.

Pas de goître dans sa famille.

La tumeur a fait son apparition en 1884. Depuis cette

époque a suivi une marche progressive et elle a surtout progressé depuis le mois de janvier 1889. La malade n'a jamais été incommodée par cette tumeur.

Tumeur du volume d'un œuf de pigeon, siégeant vers la partie inférieure du cartilage thyroïde, très mobile, élastique, non fluctuante, suit les mouvements du larynx. Le traitement médical (carbonate de fer ioduré) reste inefficace. La malade réclame l'opération.

Opération le 29 mai 1880. Ethérisation.

Incision suivant l'axe de la tumeur, les muscles sont intacts. section du peancier et du sterno-hyoïdien. Rien de spécial à noter pendant l'opération, quelques adhérences assez fortes par places, cependant l'énucléation a été complète.

Le soir, on refait la partie supérieure du pansement dérangé ; pas de douleur à la déglutition, voix normale.

Mai 30. — Etat parfait.

Mai 31. — Le drain est supprimé.

Juin 1er. — Les sutures sont enlevées.

Juin 2. — La malade quitte la clinique.

Juin 12. — La malade est complètement guérie.

Revue en septembre 1889, la malade est en parfaite santé, la cicatrice à peine visible.

HISTORIQUE

Nous ne sommes plus au temps où *Wiehmann* pouvait dire : « Enlever un goître, c'est ce qu'on peut appeler litéralement couper la gorge de son patient. » La chirurgie du corps thyroïde a particulièrement bénéficié des progrès de l'antisepsie et de l'hémostase, et on a pu réaliser de nombreuses méthodes opératoires destinées à débarrasser de leurs goîtres ceux pour qui cette affection est une difformité, une gêne, et dans certains cas un danger mortel. Depuis longtemps cependant la question du traitement du goître avait occupé les chirurgiens : *Celse* déja avait déclaré que le scalpel était le traitement le plus court de ces affections. Au XVIIIe siècle un médecin suisse, *Fabrice de Hilden*, rapporte un cas d'extirpation de goître suivi de mort : il s'agissait d'une jeune fille qu'il avait refusé d'opérer craignant « l'hémorrhagie et la perte de la voix. » La mère craignant que le goître ne fut un obstacle au mariage de sa fille chargea de l'opération un charlatan qui opéra avec « un rasoir ». *Baumann* rapporte également un cas d'énucléation de goître en Suisse, le 26 juillet 1737, suivi de mort par hémorrhagie. Malgré ces cas isolés, il est certain que, jusque vers le milieu de notre siècle, le plus grand nombre des chirurgiens n'osaient traiter le goître que par des méthodes purement palliatives et n'intervenaient pas le bistouri qu'en cas de nécessité absolue. En 1850, *Roux* faisant part à l'Académie d'un cas d'extirpation suivre de guérison, s'en excuse presque et déclare n'avoir opéré qu'à son corps défendant.

Bientôt avec les progrès de la chirurgie, on est plus hardi ; on arrive même à pratiquer l'extirpation totale.

On prône d'abord *l'extirpation partielle unilarale* ; la *résection* d'une portion plus ou moins grande de la glande. A ce moment alors on cherche d'autres procédés opératoires moins dangereux, parmi lesquels prend le premier rang aujourd'hui *l'enucléation intra-glandulaire* qui doit faire l'objet de cette étude. En 1840 déjà, *Luigi Porta*, médecin italien vantait le procédé de l'enucléation. Cette opération fut pratiquée depuis par Billroth, *Wolff et Reverdin* pour des goîtres solides par Kottmann et Burckhardt pour des kystes. C'est à *Socin de Bâle* que revient l'honneur d'avoir érigé le procédé en méthode et de l'avoir généralisé aux tumeurs solides : aussi l'enucléation intraglandulaire est-elle connue en chirurgie sous le nom d'opération de Socin.

C'est à Rose surtout que l'on doit le nombre assez considérable *d'extirpations totales* autrefois pratiquées. Cela jusqu'au 13 septembre 1882 où M. Jacques *Reverdin* fit part à la Société médicale de Genève, des accidents dont l'ensemble a reçu le nom de *cachexie strumiprive*.

INDICATIONS DE L'ÉNUCLÉATION INTRA-GLANDULAIRE

L'immense, mais non unique avantage de cette opération, est de ménager toutes les parties actives de la glande, ce qui, *à priori*, devra mettre le patient à l'abri des terribles accidents de myxœdème post opératoire.

Cette opération, jadis procédé d'exception, puisqu'il ne semblait applicable qu'aux goîtres kystiques, l'est aussi aux tumeurs solides entourées par une coque de tissu thyroïdien sain.

Mais l'opération se trouve compliquée par le fait qu'il peut exister des adhérences entre cette coque et les noyaux, et aussi par la multiplicité de ces noyaux, et la difficulté de savoir s'ils sont oui ou non énucléables.

Poncet, de Lyon, range les tumeurs du corps thyroïde en deux classes, les goîtres *encapsulés,* liquides ou solides, justiciables de l'énucléation, soit intra-glandulaires, soit massive, et en goîtres *non encapsulés* ou charnus, parenchymateux, justiciables d'autres opérations (thyroïdectomie partielle et exothyropexie) : il constate d'ail-

3

leurs que la première forme est la plus commune. Mais le point essentiel est de poser un diagnostic exact entre ces deux formes pour décider du procédé opératoire par lequel on veut traiter la tumeur.

Poncet dit qu'un goître est encapsulé « quand il est constitué par des noyaux de forme arrondie faisant plus ou moins saillie à la manière de véritables tumeurs. »

Un autre élément de diagnostic est tiré de ce fait que les troubles fonctionnels (dyspnée et suffocation) sont plus précoces dans les goîtres non encapsulés. Nous ajouterons que pour qu'un goître soit justiciable de l'opération de Socin, il est absolument nécessaire qu'il ne présente pas de traces d'irritation, soit spontanée, soit dûe à des injections de teinture d'iode.

On s'est demandé quelle pouvait être la proportion des goîtres énucléables ; on a dit que certaines régions en donnaient une proportion plus ou moins forte et que dans un pays on pouvait énucléer des goîtres qu'on ne pouvait énucléer ailleurs. Il vaut mieux se ranger à l'opinion qu'exprime Socin dans une lettre à *Reverdin* : « Je crois que maint chirurgien fera la même expérience que j'ai faite, à savoir que le nombre des énucléations augmente avec la bonne volonté de l'opérateur. »

Ce qui veut dire que l'expérience chirurgicale serait un des facteurs dans l'indication de l'énucléation intra-glandulaire.

Les indications principales résultent des troubles respiratoires menaçants, de la dyspnée progressive, et après des le moindre effort, le moindre travail, les troubles fonctionnels plus ou moins graves et qui n'ont point cédé au traitement médical, suffisamment éprouvé, de l'accroissement de la tumeur, etc.

Les contre-indications sont peu nombreuses, et depuis les progrès de l'antisepsie chirurgicale, leur importance diminue de plus en plus.

Avant d'entrer dans le détail du manuel opératoire de l'énucléation intra-glandulaire, nous pen-
sons qu'il y a lieu de discuter une importante
question sur laquelle tous les chirurgiens ne sont
pas d'accord. Y a-t-il lieu d'avoir recours à *l'anesthésie générale* par l'éther ou le chloroforme ou à
l'anesthésie locale par la cocaïne. On a reproché
non sans raison au chloroforme d'être la cause
de syncopes plus faciles à provoquer à cause de
l'asthénie cardiaque si fréquente chez les goîtreux, d'accidents respiratoires à cause des dépla-
cements de la trachée que l'atrophie des cartilages
a déformée en « fourreau de sabre » à l'anesthésie
par l'éther on a reproché les accidents broncho-
pulmonaires si fréquents après les opérations de
goîtres. Cette opinion a une part de vérité ; mais
il est incontestable qu'on ne peut pas mettre sur le
compte de l'éther tous les accidents broncho-pulmonaires : Polaillon cite le cas d'une jeune fille
qui a succombé aux suites d'une pneumonie consé-
cutivement à une énucléation intra-glandulaire

pour laquelle l'éther n'avait pas été employé ; à l'anesthésie par la cocaïne, on reproche à juste titre d'être insuffisante pour des opérations longues et douloureuses. Nombre de chirurgiens, Kocher entre autres, opère le plus souvent à la cocaïne.

Au Congrès français de Chirurgie de 1898, Socin s'est déclaré partisan de l'anesthésie par la cocaïne qui présente l'avantage d'éviter les accidents syncopeux et broncho-pulmonaires et aussi les vomissements qui amènent des hémorrhagies secondaires souvent fatales. Il a employé 91 fois la cocaïne, 19 fois le chloroforme et renoncé à l'éther.

Schwartz déclarait au contraire anesthésiers par le chloroforme ou l'éther sans avoir remarqué d'accidents consécutifs à l'emploi de ces anesthésiques ; il réservait l'anesthésie locale pour les goîtres kystiques très facilement énucléables.

Reverdin est partisan de l'anesthésie par l'éther dans les cas de goîtres non suffocants avec dyspnée faible et de l'anesthésie locale pour les cas graves. Il ajoute qu'il est difficile de juger des cas intermédiaires et que l'abstention trop fréquente vaut mieux que l'abus. Nous pourrions appliquer cette règle au chloroforme qui présente à peu près les mêmes inconvénients que l'éther.

Notre maître, M. le Professeur Gross nous a dit aussi avoir énucléé, sous le bénéfice de l'anesthésie par le chloroforme bon nombre de kystes thyroïdiens sans aucun inconvénient. Dans les

deux cas cités en tête de notre travail, le choro-
forme a été employé.

Une autre question également en litige est celle
de savoir s'il y a lieu de commencer l'opération
par *la ligature de l'artère thyroïdienne* inférieure
afin de diminuer l'hémorrhagie opératoire.

Roux de Lausanne préconise pour toute énucléation difficile, et par conséquent sanglante cette
ligature qui, d'après lui rend inutile toutes les
autres ligatures dans l'intérieur de la loge évacuée
et met mieux à l'abri des lésions du récurrent
qu'il serait, dit-il, difficile « de ne pas léser dans
son tronc ou ses branches lorsqu'on doit, à la
hâte, placer pinces sur pinces au fond d'une
loge évacuée. »

Niehans ferme toujours avec des pinces les
artères dénudées pendant l'énucléation pour les
enlever après.

J. L. *Reverdin* se porte rigoureusement contre
ces méthodes, reprochant à la première de compromettre la vitalité de la capsule glandulaire, qui
bien que conservée, sera au moins pendant quelque temps mal nourrie, à la seconde que les pinces
placées provisoirement sur les thyroïdiennes sont
dangereuses pour ses artères si fragiles. Il juge
que dans l'un et l'autre procédé le recurrent est
exposé.

Si la question peut prêter à discussion lorsqu'il
s'agit d'une énucléation difficile, laborieuse, telle
qu'on peut la trouver dans une tumeur thyroïdienne

volumineuse et maligne il ne saurait y avoir de
de doute pour les cas simples ; avec la forcipressure méthodiquement appliquée, l'hémorrhagie ne sera jamais notable et par conséquent
inquiétante. En opérant rapidement comme la plu-
part des énucléations, l'écoulement sanguin
reste relativement minime, et se fait en nappe ;
on ajoutera à la forcepressure, la compression,
le tamponnement et le capitonnage pour la section
des parrois de la coque résultant de l'ablation de
la tumeur, comme Poncet le conseille.

Incision tegumentaire. — J. Reverdin préfère
l'incision transversale « comme donnant les cicatrices les plus belles et fournissant plus de jour
qu'il ne semble à priori ». Il rejette les verticales
comme donnant des cicatrices en corde. D'autres
chirurgiens préfèrent cependant ces dernières ;
les incisions obliques ou coudées peuvent également
ment être employées. Il semble que sur ce point
l'on doit s'inspirer de la forme et des rapports de
la tumeur, et chercher à inciser de préférence
dans le sens du grand axe de la tumeur. On incise
ensuite le muscle peaucier et on récline en dehors
les muscles du cou, si la chose est possible, c'est-
à-dire s'ils ne sont pas distendus ou engagés entre
les lobes des grosses tumeurs, auquel cas on les
incise. On ne tombe sur le muscle sterno-mastoïdien que si la tumeur est fortement en dehors.

Enucléation. — Arrivé sur le corps thyroïde
reconnaissable à sa couleur rouge brun, on incise

son enveloppe cellulo-fibreuses et on recherche les nodosités goîtreuses.

Ici nous ne pouvons mieux faire que de citer textuellement l'article que notre regretté maître, M. le professeur Heydenreich, a publié sur la *Semaine médicale* du 12 janvier 1887 :

« Il est à remarquer que dans la très grande
« majorité des cas de goître que l'on a à opérer,
« les parties malades se présentent sous forme de
« nodosités circonscrites, isolées des parties glan-
« dulaires saines par une capsule plus ou moins
« épaisse. Si l'on respecte strictement cette déli-
« mitation naturelle, l'énucléation de la tumeur
« peut être menée à bonne fin. Ce qui est difficile
« dans l'opération, c'est de découvrir la capsule.

« Lorsque les nodosités goîtreuses sont super-
« ficielles, la couche glandulaire saine qui les
« recouvre semble souvent, à l'œil nu, n'être autre
« chose qu'une mince membrane de tissu conjonc-
« tif. Supposons que l'on néglige de séparer cette
« couche et que l'on poursuive en dehors d'elle la
« dissection de la tumeur, on s'écartera de plus
« en plus des parties qui constituent, à propre-
« ment parler, le goître ; on atteindra nécessaire-
« ment les limites du corps thyroïde lui-même,
« et, si l'erreur est reconnue à temps, on se
« trouvera amené finalement à pratiquer l'extir-
« pation de tout un lobe ou même la totalité du
« corps thyroïde. Mais, à l'examen de la pièce, on
« s'apercevra qu'indépendamment des parties

« malades on a enlevé une couche de tissu glan-
« dulaire normal, couche de plus en plus épaisse
« à mesure qu'on s'avance en dehors et en arrière.

« Qu'il s'agisse, au contraire, d'une nodosité
« goîtreuse située dans la profondeur du corps
« thyroïde ; il est indispensable, pour arriver
« jusqu'à elle, de traverser une couche de tissu
« sain, qui saigne abondamment et qui atteint
« souvent deux centimètres d'épaisseur. On recon-
« naît que l'on est arrivé jusqu'aux parties mala-
« des lorsqu'on aperçoit une capsule ordinairement
« bleuâtre, transparente, pauvre en vaisseaux.

« Une fois la capsule sûrement reconnue, l'opé-
« ration devient facile. Les goîtres les plus volu-
« mineux se laissent énucléer avec un instrument
« mousse, en grande partie même avec le doigt.
« L'énucléation se fait en quelques minutes, sans
« autre inconvénient que celui de provoquer par-
« fois une hémorrhagie notable, mais uniquement
« veineuse.

« Socin recommande bien de ne pas s'écarter
« de la capsule et de n'entreprendre l'énucléation
« qu'après être certain d'être arrivé sur cette
« capsule. Pour peu que l'on n'observe pas ces
« préceptes, on risque de pénétrer dans la glande
« thyroïde, provoquant ainsi une hémorrhagie
« abondante et n'aboutissant à aucun résultat
« utile.

« Dans les lobes latéraux du corps thyroïde, il
« est rare que le goître soit entouré de tous côtés

« d'une couche de substance normale d'égale
« épaisseur. Or, il est évident que l'énucléation
« sera d'autant plus facile que l'on opérera du
« côté où la nodosité à extirper est plus superfi-
« cielle. Selon les cas, on attaquera donc l'organe
« par devant ou par le côté.

« On peut énucléer d'un même corps thyroïde
« plusieurs nodosités, soit par une incision unique,
« soit par plusieurs incisions, et cela sans léser
« aucun vaisseau important. En général, l'hémor-
« rhagie est faible et surtout parenchymateuse ;
« la compression suffit d'ordinaire à l'arrêter, car
« les nodosités goîtreuses ne reçoivent pas de
« gros vaisseaux et ne possèdent pas de hile. Si
« l'on était obligé, pour arriver jusqu'à ces nodosi-
« tés, de traverser une couche glandulaire épaisse,
« il y aurait lieu de se garer de l'hémorrhagie,
« en appliquant des pinces hémostatiques à mesure
« de la division de ce tissu.

« Quand l'énucléation est achevée, on réunit,
« à l'aide de quelques points de suture au catgut,
« les lèvres de la coque de tissu glandulaire sain
« qui reste en place ; on a soin toutefois d'y ména-
« ger une ouverture, par laquelle on introduit un
« tube à drainage. La suture de la plaie termine
« l'opération. »

L'antisepsie la plus rigoureuse à dû présider à
l'opération. Le pansement aseptique ou antiseptique, selon la méthode acceptée par l'opérateur,
sera légèrement compressif et pourra être rendu

inamovible au moyen de tarlatane mouillée, cela
dans le but d'empêcher le tiraillement. le glissement des surfaces cruentées par les mouvements
de la tête. La réunion a lieu généralement par
première intention. Si l'on craint la rétention des
liquides dans le foyer de l'énucléation, un drainage capillaire ou le placement d'un drain en
caoutchouc peut être utile. Il convient de rappeler
cependant que le drainage peut favoriser la conti-
nuation d'un écoulement sanguin que la compression méthodiquement employée arrête le plus
souvent.

ACCIDENTS ET COMPLICATIONS

Les déformations de la trachée, occasionnées par la tumeur goîtreuse, sont la source d'accidents mortels divers, parmi lesquels l'asphyxie et les accidents broncho-pulmonaires.

C'est au mal lui même et non à l'opération que ces accidents sont imputables. Citons aussi les accidents de collapsus et de syncope, dûs à l'anesthésie. Nous verrons plus loin, au chapitre des résultats, la comparaison de l'énucléation intraglandulaire avec les autres méthodes opératoires au point de vue de ces accidents mortels.

Etudions maintenant les complications qui peuvent survenir à la suite de l'opération de Socin sans entraîner la mort, Jacques Reverdin divise ces complications en trois catégories : *les accidents dûs aux lésions des organes voisines pendant l'opération, les accidents dûs à l'infection, les accidents dus à la suppression de l'organe glandulaire thyroïdien.*

L'énucléation intra-glandulaire expose bien moins que l'extirpation aux lésions des veines de la région thyroïdienne, lésions dangereuses par suite de l'entrée de l'air.

Les hémorrhagies artérielles primitives, sont moins à craindre grâce aux progrès de l'hémostase et aussi aux méthodes opératoires dans lesquelles les artères principales sont liées préalablement.

Cependant nous devons constater que ce danger d'hémorrhagie a été une des principales objections faites par Kocher en particulier, à la généralisation de l'énucléation intra-glandulaire qui, sur ce point serait plus dangereuse que les autres méthodes opératoires ; il est bien vrai que la capsule glandulaire saigne souvent abondamment, moins pour les kystes que pour les tumeurs solides. Il est même arrivé que, au cours de l'énucléation, l'opération dût être abandonnée pour être transformée en extirpation ou résection. Auguste Reverdin et J. *Bœckel* pensent que cette perte de sang sera moins abondante si l'opération est menée rapidement. Jacques Reverdin est de l'avis opposé et pense qu'en allant lentement on a plus de chances d'étirer les vaisseaux avant qu'ils se rompent, qu'en outre en énucléant régulièrement les nodules, on risque moins de les pénétrer et de déchirer la capsule glandulaire. Il ajoute cependant que si on est surpris par une hémorrhagie abondante, il faut terminer rapidement l'opération.

Quoiqu'il en soit, si on reconnait d'avance qu'une tumeur goîtreuse est très vasculaire, il est indiqué de tenir compte de cette contre-indication à l'énucléation et de lui préférer au besoin un autre mode opératoire, l'extirpation par exemple.

Nous devons aussi nous occuper des *hémorrhagies retardées*, dues aux efforts que les vomissements et la toux peuvent provoquer chez le malade par glissement des ligatures, des hémorrhagies secondaires heureusement rares à l'époque actuelle et dues à l'infection.

Une complication importante des opérations de goître est dûe aux lésions des nerfs récurrents qui peuvent être coupés, pincés, liés, contusionnés, pénétrés par les liquides irritants, plus tard comprimés par le tissu cicatriciel. Il est inutile d'insister sur les dangers de ces lésions, qui peuvent varier depuis de légers troubles de phonation, des accidents de spasme de la glotte, jusqu'à la mort subite.

Nous nous bornons à constater que la rareté de ces lésions dans l'énucléation intra-glandulaire, surtout faite doucement et régulièrement, constitue un grand avantage de cette méthode opératoire.

Nous pouvons en dire autant des lésions d'autres organes voisins, nerfs laryngé supérieur, hypoglosse, sympathique, trachée, larynx, œsophage, plèvre, etc.

Etudions maintenant *les accidents septiques possibles*, ces accidents, jadis le principal danger des opérations de goître, avec l'hémorragie, sont maintenant devenus exceptionnels grâce aux perfectionnements de l'antisepsie chirurgicale. Wormser prétend que sous le rapport des ces accidents, l'énucléation est inférieure aux autres méthodes et explique cette assertion par le fait qu'elle expose davantage à la pénétration du liquide kystique qui serait septique, ce qui n'est pas prouvé. Cette infériorité n'est généralement pas admise et Bergeat nous donne les chiffres comparés suivants : 99 extirpations, 58 guéries par primam, 25 avec légère suppuration, 9 avec suppuration abondante ; 261 énucléations, 133 guéries par primam, 23 avec suppuration légère, 5 avec suppuration abondante.

Les accidents broncho-pulmonaires, toujours assez fréquents, le léger mouvement fébrile nommé par Poncet *fièvre thyroïdienne*, ne présentent rien de particulier dans l'énucléation intra-glandulaire.

Tant qu'aux accidents respiratoires dus à la déformation ou au ramollissement de la trachée par la tumeur, il semble d'après Bottini et Wormser qu'il serait possible d'y parer en laissant un peu de tissu au devant de la trachée. Or l'énucléation intra-glandulaire qui respecte les parties saines, remplit parfaitement cette indication et aurait donc, d'après les deux auteurs que nous venons de citer, l'avantage d'exposer moins que les autres procédés à ces accidents respiratoires sur lesquels nous ne nous étenderons pas.

Nous arrivons maintenant à l'étude des complications dûes à la *suppression de l'organe glandulaire thyroïdien*, c'est-à-dire à la *tétanie* et au *myxœdème*. C'est surtout au sujet de ces accidents que la supériorité de l'énucléation intra-glandulaire s'établit d'une façon indiscutable. Ce fait est évident *à priori*, puisque l'expérience a prouvé que ces accidents sont d'autant plus fréquents que l'on aura laissé moins de tissu thyroïdien sain ; c'est ce qui a fait abandonner presque d'une façon absolue, l'extirpation totale. Ajoutons que l'extirpation partielle et la résection, contrairement à l'énucléation, peuvent, ne ménager que des parties quelconques de la glande, de valeur faible pour la fonction.

Au point de vue du myxœdème, Kocher et Wormser craignent que sa production ne fut plus fréquente dans l'énucléation que dans certaines autres méthodes, à cause des nombreuses ligatures et sutures qui pouvaient atrophier le tissu thyroïdien. L'expérience n'a pas justifié ces craintes, puisque J.-L. Reverdin, dans sa statistique personnelle, ne relève qu'une proportion de myxœdème de 0,07 pour 100 pour l'énucléation, et de 0,41 pour 100 après les extirpations partielles. Pour la tétanie, Brun's et Labbé en citent chacun un cas après l'énucléation.

RÉSULTATS

Résultats plastiques. — La forme de la cicatrice,
toujours plus ou moins disgracieuse, moins
semble-t-il, après l'incision en collerette de Kocher qu'après l'incision verticale, n'offre rien de
particulier pour l'énucléation intra-glandulaire.
Mais cette opération ne donne pas une dépression
disgracieuse comme après les extirpations.

En outre, permettant sans danger de myxœdème
de débarrasser les deux lobes, elle ne laisse pas
un cou dyssymétrique par suite de la conservation
d'un lobe déjà malade, conservation forcée dans
les extirpations. Sulzer donne une proportion de
12 pour 100 de résultats irréprochables au point
de vue esthétique après les extirpations, et 43 p.
100 après l'opération de Socin.

Au point de vue des *résultats fonctionnels*,
l'énucléation intra-glandulaire, n'est pas inférieure
aux autres méthodes et fait également cesser la
dysphagie et la dyspnée.

Tant qu'aux *récidives*, il est évident que l'extirpation totale peut seule en mettre à l'abri, et elle

a dû être abandonnée. L'énucléation intra-glandulaire nous y expose donc à peu près au même titre
que les autres méthodes opératoires.

Sur ce point les statistiques ne donnent pas de
résultats bien nets, ou sont contracditoires. Bergeat, sur 30 extirpations, a 14 récidives et sur 39
énucléations, 28 récidives. Sulzer au contraire,
n'a que 17 récidives sur 59 énucléations pendant
qu'il en a 16 sur 27 extirpations.

Si l'opération de Socin ne donne pas au point de
vue des récidives, des résultats plus brillants que
les autres méthodes opératoires, il n'en est pas
moins vrai qu'avec elle, nous sommes plus à l'aise
pour traiter ces récidives.

Avec les autres méthodes, comment pratiquer
de nouveau l'opération tout en conservant la quantité de glande saine nécessaire ? Avec l'énucléation
intra-glandulaire au contraire, nous avons con-
servé la partie saine de la glande qui entourait les
noyaux et nous avons le champ plus libre pour
intervenir de nouveau. Ajoutons que les récidives
exigent rarement une seconde intervention, 12
fois sur 600 d'après Bergeat ; nous ne parlons,
bien entendu, que de tumeurs bénignes.

Tant qu'à *l'atrophie des parties conservées*,
atrophie plus grave que les récidives, puisqu'elle
expose au myxœdème, il est certain qu'elle est
bien plus rare après l'énucléation qu'après les
autres méthodes ; mais l'explication de ce fait est
difficile à donner.

Nous terminons ce chapitre des résultats par les tableaux statistiques que J.-L. Reverdin publie dans son rapport sur le traitement chirurgical du goître, fait au dernier congrès français de chirurgie.

Ces statistiques, tirées des renseignements envoyés par les chirurgiens de différents pays, donnent à l'opération de Socin, une supériorité incontestable, aussi bien au point de vue de la mortalité que des différentes complications.

La première porte sur les résultats, la seconde sur les causes de morts consécutives aux diverses opérations de goîtres. Il est évident cependant que dans ces chiffres, l'on ne doit pas tenir compte de l'évidement, de l'énucléation massive, des ligatures artérielles et de l'exothyropexie pour lesquels les chiffres sont trop faibles, d'une façon certaine, d'après Reverdin. D'ailleurs la seconde opération est abandonnée et les trois autres ne sont pas généralisées et pas toujonrs applicables.

MÉTHODES OPÉRATOIRES	Nombre des opérations.	Nombre des morts.	Mortalité pour 100.	Myxœdème.		Tétanie		Lésions des récurrents		Hémorrhagies.
				Nombre.	par 100.	Nombre.	pour 100.	Nombre.	pour 100.	
Extirpation totale........	137	26	18,97	17	12.40	5	3,64	9	6,56	1
Extirpation partielle......	1212	42	3,46	5	0,41	7	0,57	57	4,70	7
Enucléation (Socin)......	1276	10	0,78	1	0,07	2	0,15	11	0,86	11
Résection (Mikuliez)......	345	23	6,66			4	1,15	5	1,44	3
Méthodes combinées......	367	11	2,99			1	0,27	8	2,17	1
Evidement (Kocher)......	39	3	7,69							
Enucléation massive(Poncet)	15	2	13,33							
Exothyropexie...........	9									
Ligatures (Wolfler).......	8	1	12,50							
Total	3408	118	3,46	23	»	19	»	90	»	23

	Extirpation totale.	Extirpation partielle.	Enucléation.	Résection.	Méthodes combinées.	Evidement.	Enucléation massive.	Exothyro pexis.	Ligatures.
Troubles respiratoires									
10 Suffocation, asphyxie..	2	1	4	2	»	1	»	»	»
32 Pneumonie, broncho-pneumonie, bronchite.	3	18	3	2	6	»	»	»	»
Troubles cardiaques									
5 Syncope	3	2	»	»	»	»	»	»	»
1 Mort par le cœur	»	»	»	1	»	»	»	»	»
Troubles nerveaux									
3 Par lésion du recurrent	2	1	»	»	»	»	»	»	»
6 Schock, collapsus.....	5	1	»	»	»	»	»	»	»
3 Tétanie	2	1	»	»	»	»	»	»	»
1 Myxœdème	»	1	»	»	»	»	»	»	»
19 Hémorrhagies.	5	6	»	2	2	1	2	»	1
Accidents septiques									
11 Septicémie............	2	7	»	»	1	1	»	»	»
1 Pyémie	»	»	»	»	1	»	»	»	»
1 Médiastinite.	»	1	»	»	1	»	»	»	»
3 Divers...............	1	1	»	»	»	»	»	»	»
22 Cause inconnue.......	1	2	3	»	»	»	»	»	»
118	26	42	10	23	11	3	2	»	1

CONCLUSIONS

I. — L'énucléation intra-glandulaire, opération bénigne curative d'une affection toujours gênante et souvent dangereuse, doit être la méthode de choix, chaque fois que les caractères de la tumeur permettent de reconnaître que cette opération peut être pratiquée.

II. — Elle est supérieure aux autres méthodes opératoires sous le rapport de la mortalité plus faible.

III. — Elle n'expose pas plus que les autres méthodes aux récidives et permet pour ces récidives une nouvelle opération plus facile.

IV. — Elle expose moins que les autres procédés opératoires aux complications habituelles aux opérations de goître, en exceptant cependant l'hémorrhagie.

INDEX BIBLIOGRAPHIQUE

Jacques L. Reverdin. — *Rapport sur le traitement chirurgical du goître*, 1898. Congrès français de chirurgie, p. 450, 1898.

Garré. *Centralblatt für chirurgie* 1886 n° 45.

Congrès français de chirurgie, octobre 1898.

J. Reverdin, Socin, Roux, Girard, Poncet, Séhwartz, Tédenat, Doyen, Bœckel, Fontan, Bérard.

A. Rivière. — *La glande thyroïde et les goîtres*. Thèse de Lyon, 1898.

Bérard. — *Thérapeutique chirurgicale du goître* Paris, 1897.

Le Dentu et Delbet. — *Traité de chirurgie*, 1898. Tome VI. Goîtres.

De Prelles. — *Strumectimie*. Thèse de Lyon, 1892.

Duplay et Reclus. — *Traité de chirurgie*. Tome V' 1891.

P. Mitrovich. — *Contribution a l'étude de l'énucléation et de l'extirpation partielle du goître*. Thèse de Genève, 1894.

P. Chamozzi. — *De l'énucléation intra-glandulaire des goîtres solides*. Thèse de Paris, 1891.

Heydenreich. — *L'énucléation intra-glandulaire du goître*. Semaine médicale, 12 janvier 1887.

SCHWARTZ. — *Des kystes du corps thyroïde, d., leur traitement par l'énucléation*. Revue de chirurgie, 1888, p. 988.

BAUMANN. — *Une première énucléation de goître en Suisse* le 27 juillet 1837. Centralblatt für Schweizer Ærste, p. 737, 1e décembre.

REUTER. — *Un cas de goître mobile*. Münch, med. Woch. p. 152, 30 juin 1861.